AF404654

LE TRAITEMENT
DU CANCER DE LA PEAU PAR LES RAYONS X

LA RADIOTHÉRAPIE
DANS LES
ÉPITHÉLIOMES DE LA PEAU

PAR

Le Dr LEREDDE

Extrait de la
Revue pratique des Maladies cutanées, syphilitiques et vénériennes,
Août 1904.

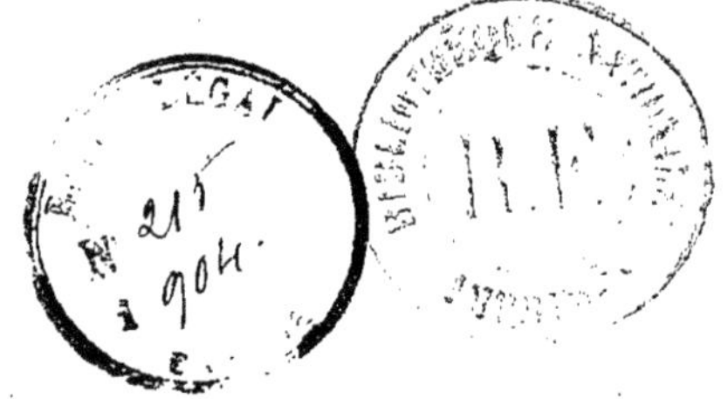

Le Traitement
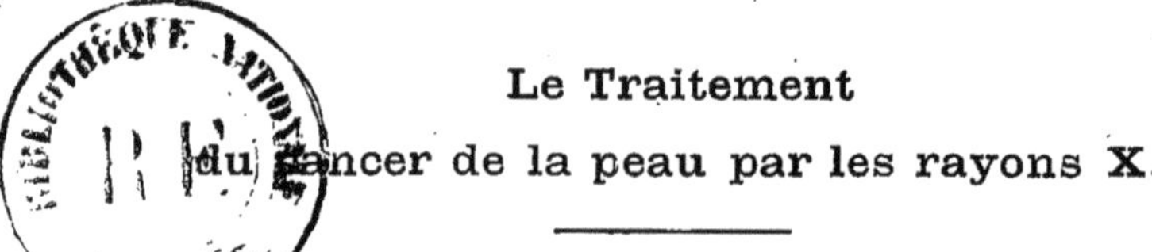

du cancer de la peau par les rayons X.

La communication que j'ai l'honneur de faire à l'Académie de médecine a pour but de montrer l'utilité de la radiothérapie dans le traitement du cancer de la peau et d'exposer quelques faits peut-être intéressants, en me fondant sur une statistique de 15 cas, réunis depuis quelques mois.

Le traitement des épithéliomes de la peau par les rayons X, pratiqué depuis quelques années en Allemagne, en Autriche, en Angleterre et aux Etats-Unis, et qui rencontre dans ces pays une faveur de plus en plus grande, est d'importation récente en France ; il est urgent d'en faire connaître les avantages et les inconvénients, d'en donner les indications et les contre-indications. Dès aujourd'hui, les documents dont nous disposons sont assez nombreux pour qu'on doive considérer la radiothérapie comme une excellente méthode *curative* du cancer de la peau, et comme étant très souvent préférable à toute autre.

Etat actuel de la question. — Je ne veux pas m'étendre sur l'historique du sujet ; je rappellerai seulement, parmi les auteurs qui s'en sont occupés les premiers, les noms de Sjögren, Stenbeck, Schiff et Freund, Sequeira, Williams. La bibliographie de la question est déjà considérable.

Technique du traitement. — On sait combien ont été dangereux les rayons X, tant que la technique de leur emploi n'a pas été réglée. En France, la frayeur causée par les accidents de la radiographie, à partir de 1896, a été telle, qu'elle a singulièrement gêné et rendu difficile l'étude de la radiothérapie. A l'étranger, au contraire la technique a été perfectionnée peu à peu ; aujourd'hui, depuis les travaux de Freund, d'Holzknecht, de Kienböck, ceux de Béclère, elle permet de doser les rayons X et de mesurer leur action.

Les études thérapeutiques ayant été poursuivies en même temps que celles consacrées à la technique, on ne peut être surpris de voir pendant longtemps les médecins qui employaient les rayons X rester extrêmement prudents. Jusqu'à ces derniers temps, le traitement était fort long, se prolongeant pendant des semaines. Bien entendu, les résultats, déjà excellents, n'étaient pas dans tous les cas des plus nets ; on devait se demander s'il convenait bien de préférer la radiothérapie aux méthodes déjà nombreuses qui, bien maniées, permettent de guérir dans la plupart des cas l'épithéliome de la peau.

Je n'insisterai pas sur les discussions sans fin consacrées à l'instrumentation, à la valeur relative des bobines, des machines statiques. Toute source de rayons X permettant de fournir des rayons peu pénétrants en quantité suffisante, peut être aujourd'hui utilisée en radiothérapie.

Les premiers observateurs se sont assez rapidement mis d'accord sur la nécessité d'employer des tubes mous, c'est-à-dire donnant des rayons dont l'action s'épuise dans le revêtement cutané (ces rayons — rayons mous — se distinguent des rayons durs, qui sont au contraire essentiellement pénétrants et sont utilisés en radiographie). Mais les séances étaient toujours courtes, faites à de longues distances ; par exemple Williams, dans son livre intitulé : *The Rœntgen Rays in Medicine and Surgery*, parle de séances de trois ou cinq minutes, faites chaque jour, à 20-30 centimètres d'une ampoule. Dans ces conditions, la guérison d'un épithéliome peut exiger six semaines, deux mois et plus.

Freund, dans son livre récent, *Grundriss der gesammtem Radiotherapie*, déclare que, dans le traitement de l'épithéliome comme dans celui du lupus érythémateux, on peut employer deux méthodes : l'une douce, les séances sont courtes, faites à longue distance de l'ampoule ; l'autre intensive, séances longues, le malade est placé près de l'ampoule molle. Il préfère la première dans le lupus et dans l'épithéliome, et est d'accord sur ce point avec Sjögren, Chamberlain, Pusey, Schiff, etc.

Dans la discussion importante qui a eu lieu sur la radiothérapie, à la XXVIIᵉ réunion de l'Association dermatologique américaine, les auteurs semblent bien préférer la méthode lente ; certains cependant font remarquer que dans quelques cas la durée du traitement pourrait être très raccourcie.

Dans le traitement du lupus, le choix entre les deux méthodes est délicat ; la méthode intensive ne permet pas d'obtenir toujours la guérison plus rapide, les plaies auxquelles elle donne lieu exigeant une longue réparation. Mais dans le traitement de l'épithéliome, le cas est tout différent ; l'expérience a démontré que la réparation est d'autant plus facile, d'autant plus rapide que l'action des rayons a été plus franche.

Brocq et Bissérié ont déjà publié à la Société de dermatologie, en novembre 1903, une note dans laquelle ils déclarent avoir employé une technique rapide consistant à faire deux séances de quinze et vingt minutes, correspondant à 7 ou 8 unités H. de Holzknecht. Les séances ne sont ensuite reprises qu'après une quinzaine de jours pour achever la guérison. Ces séances tardives sont courtes.

De mon côté, dans les recherches thérapeutiques que j'ai faites avec mon assistant le docteur Donat, je suis arrivé à la même technique ; alors que nous faisions au début des séances courtes, à grande distance, nous faisons maintenant à l'Etablissement dermatologique des séances couplées de vingt et vingt-cinq minutes, à un jour d'intervalle, à 2 centimètres de l'ampoule de Villard. On peut ainsi obtenir la guérison en trois ou quatre séances dans les épithéliomes auxquels je donne le nom d'épithéliomes adultes. Je m'expliquerai plus loin sur la valeur de ce terme.

Il est probable qu'on pourrait arriver à guérir un certain nombre d'épithéliomes cutanés en une séance de radiothérapie ; la méthode qui a tant d'avantages sur lesquels je vais m'étendre prendrait ainsi une remarquable élégance. Mais pour arriver à ce résultat, il serait nécessaire de bien distinguer entre les formes anatomo-cliniques : comme nous le verrons, il existe des épithéliomes de la peau rebelles dans une certaine mesure aux rayons X, et il importe de les connaître. D'autre part, à agir trop énergiquement, on risquerait peut-être de temps en temps la production de plaies, par action des rayons X sur les tissus sains sous-jacents au néoplasme. Mieux vaut les éviter pour les opérateurs qui ne sont pas absolument sûrs de leur technique.

Effets du traitement. — Dans le *Traité pratique de dermatologie* que j'ai publié avec M. Hallopeau, j'ai donné le nom d'épithéliomes adultes aux néoplasmes dans lesquels il existe une ulcération, couverte ou non d'une croûte, et limitée par un bourrelet dur. Tout épithéliome de la peau peut arriver à cette phase, qui est celle où il peut devenir dangereux, envahissant, pénétrant, quoique le plus souvent son évolution reste encore très lente.

Ce sont ces épithéliomes qui relèvent essentiellement de la radiothérapie.

Lorsqu'on les soumet aux rayons X, on observe des effets intéressants, d'autant plus que la radiothérapie est maniée d'une manière plus franche. L'un d'eux m'a frappé, quoiqu'il ne soit pas signalé par la plupart des auteurs : c'est le suintement, parfois considérable, qui se produit. Plus il est considérable, plus l'induration disparaît rapidement. J'ai vu, avec le docteur Donat, un cas dans lequel il existait une nodosité épithéliomateuse intra-dermique, du volume d'un gros pois, présentant à son sommet une fine croûtelle ; à peine le traitement commencé, la croûtelle tomba, un suintement se produisit d'une manière continue ; en quelques jours nous obtenions la disparition complète de la nodosité.

Les effets signalés de tous côtés, mais qu'il est utile de rappeler, sont la disparition des douleurs et de la mauvaise odeur, quand elles existent. Il faut insister sur le premier phénomène qui s'observe non seulement dans le cancer de la peau, mais aussi dans les cancers profonds, où il a été signalé par tous les auteurs. Ce phénomène si remarquable, si important au point de vue pratique, est un cas particulier de l'action analgésique qui appartient aux rayons X ; nous ne savons encore le comprendre ni dans son mécanisme, ni dans ses causes premières.

Tout le monde sait que les rayons X agissent sur les tissus sans provoquer de phénomènes douloureux, sauf dans les cas de radiodermite aiguë ; l'absence totale de douleurs au cours du traitement a une grande importance et peut conduire le médecin à préférer la radiothérapie à tous les procédés chirurgicaux et caustiques. Mais à éviter une opération, ce qui est essentiel pour quelques malades, il y a un autre avantage, c'est la perfection des résultats esthétiques.

Pour celui qui étudie le traitement radiologique des cancers cutanés, c'est une chose curieuse que de voir la réparation se faire sous ses propres yeux, en plein traitement. Parmi mes observations, une est très curieuse à ce point de vue. Elle concerne une malade présentant une ulcération épithéliomateuse, située au niveau de l'aile du nez, assez profonde pour admettre l'extrémité du petit doigt. Le traitement commencé, on vit, en même temps qu'un suintement abondant, le fond de l'ulcération s'élever peu à peu ; quant fut atteint le niveau de la peau saine, l'épidermisation se fit sur les bords. La malade, aujourd'hui guérie, présente une très légère dépression cicatricielle, à peine visible. Des faits semblables ont été déjà signalés, en particulier par Williams.

Dans tous les cas, les résultats esthétiques sont admirables : je ne crois pas exagérer en employant ce terme. La perfection des cicatrices consécutives me semble surtout remarquable dans les épithéliomes du nez, avec perte de substance, dont je présente une photographie à l'Académie. Je puis le dire, par aucune méthode, par aucun moyen on n'obtiendrait un résultat pareil.

De tous les avantages de la radiothérapie, le plus important est le caractère habituellement définitif de la guérison. Cette guérison radicale n'est pas constante, il y a des cas de récidive, mais la plupart dus, je dois le dire, à l'emploi trop prudent, trop réservé de la radiothérapie. Ces cas sont rares, d'après les auteurs qui ont étudié la question. Il faut noter ici à quel degré est marquée l'action élective de la radiothérapie sur les tissus épithéliomateux ; toutes les cellules épithéliomateuses sont éliminées ou résorbées, grâce, semble-t-il, à un processus de phagocytose, les foyers histologiques les plus petits sont détruits.

Indications et contre-indications du traitement. — Si, dans tous les cas de cancer de la peau, on pouvait obtenir la guérison, *définitive*, des lésions en une séance de radiothérapie de cinquante minutes ou une heure, séance indolore, faisant même disparaître les douleurs dues à l'épithéliome quand elles existent, avec un résultat esthétique parfait, il n'y aurait plus qu'à supprimer des livres et de la pratique tous les procédés anciens. Les choses ne sont pas si simples et parmi ces procédés quelques-uns garderont leurs indications.

En premier lieu, que doit-on faire dans les épithéliomes compliqués déjà d'adénopathies? On ne sait si ces adénopathies son cancéreuses : dans le doute il faut intervenir au bistouri. On pourrait à la rigueur traiter le foyer initial par la radiothérapie, mais à quoi bon, puisque déjà on doit chloroformer le malade? Mieux vaut tout enlever dans une seule intervention chirurgicale.

Les contre-indications de la radiothérapie, au moins comme méthode exclusive, me paraissent exister dans les épithéliomes initiaux, ceux qui sont très secs, très durs, très riches en substance cornée, quel que soit exactement le type anatomique, types hyperkératosiques, types perlés. A ce sujet je rapporterai un fait qui m'a beaucoup frappé.

Je fus amené à faire quelques séances de radiothérapie à un malade atteint d'épithéliome végétant de la langue. De ces épithéliomes, au nombre de trois, l'un était papillomateux, ne présentant aucun revêtement; les deux autres, au contraire, étaient couverts d'une carapace cornée épaisse; il s'agissait d'épithéliomes d'origine leucoplasique. Le traitement par les rayons X fut fait sur tous en même temps; or, en deux ou trois séances de vingt minutes, on vit le premier foyer se vider, le tissu épithélial entrer en désintégration; à cette période les autres tumeurs avaient résisté complètement à l'action de la radiothérapie et pendant plusieurs séances résistèrent encore. Le malade fut perdu de vue, je crois qu'à la longue on aurait pu détruire les tumeurs hyperkératosiques, mais je retiens le fait pour démontrer la difficulté de destruction des lésions qui ont cette structure.

J'ai soigné quelques petits épithéliomes perlés et la guérison a été longue à obtenir.

Ces contre-indications méritent d'être signalées au point de vue pratique; notre expérience de la radiothérapie n'est pas encore assez grande pour nous permettre d'affirmer qu'il n'y en a aucune autre ; il faudra d'abord que son étude ait été faite dans toutes les formes, dans toutes les variétés, dans tous les types. Les auteurs américains insistent sur les insuccès de la radiothérapie dans les cancers de la lèvre inférieure; dans certains cas, la radiothérapie paraît accélérer leur marche. Il existe des cas de guérison radiothérapique de ces cancers, mais dans le doute, et dans l'impuissance où nous sommes d'indiquer exactement les types curables, mieux vaut, semble-t-il, recourir dans tous les cas à l'intervention chirurgicale.

Parmi les formes qui relèvent essentiellement de la radiothérapie, je signalerai celles qui occupent les paupières. Quelque parfaite que soit aujourd'hui la technique chirurgicale dans ces formes, elle amène toujours un rétrécissement de la fente oculaire ; ce rétrécissement pourra souvent être évité par la radiothérapie et, dans les cas même où il se produira, sera inférieur à celui que peut déterminer l'intervention sanglante.

Traitement des épithéliomes par l'ablation ou le curetage, ou la cautérisation, puis la radiothérapie. — En raison de son action élective si remarquable sur les tissus épithéliomateux, la radiothérapie peut être employée comme méthode secondaire de traitement pour détruire ce qui pourrait rester des foyers néoplasiques. L'ablation est presque toujours, quand on la fait largement, suffisante à amener la guérison sans récidive ; cependant dans certains cas, dans le doute, le chirurgien ne verra aucun inconvénient à la compléter par l'application des rayons X. Au contraire, le curetage, les caustiques chimiques et thermiques peuvent souvent laisser, en faible quantité, des tissus malades, amenant la récidive au bout de quelques mois ; la guérison complète sera presque certaine, si on complète leur action par celle de la radiothérapie. Elle peut être employée à ce titre dans les épithéliomes même dont je parlais tout à l'heure, car dans tout épithéliome cutané il existe ou il peut exister des tissus sensibles aux rayons X, disparaissant sous leur action.

En résumé, la radiothérapie nous fournit une admirable méthode de traitement du cancer de la peau, méthode dont la technique est presque réglée, dont les indications et les contre-indications sont à peu près déterminées et qui apporte un progrès considérable dans la thérapeutique de cette maladie.

La Radiothérapie

dans les épithéliomes de la peau.

Je désire compléter sur quelques points un travail que j'ai communiqué à l'Académie de médecine en mars dernier, et que je publie aujourd'hui dans la *Revue Pratique*. Le sujet d'actualité qui nous occupe prête en effet, en ce moment, sans cesse à des remarques nouvelles.

Je n'ai pas encore publié les observations des malades que j'ai soignés. Leur nombre s'élève depuis un an à 24. De ces malades, 13 sont en traitement ou en observation; 11 *peuvent être considérés comme guéris* (deux malades atteintes d'épithéliomes destructeurs du nez ont été perdues de vue).

L'expérience assez étendue que j'ai acquise me permet d'étudier et d'essayer de résoudre un certain nombre de questions.

1° *La guérison des épithéliomes cutanés par la radiothérapie peut-elle être complète et est-elle définitive ?*

Questions difficiles à résoudre, parce qu'il s'agit d'affections essentiellement récidivantes, comme le montre l'observation de tous les jours — et, d'autre part, d'une méthode de date récente.

La question de la non récidive ne pourra être résolue par les faits que dans quelques années. Je n'ai pas fait sur ce point d'enquête dans les livres et les travaux de radiothérapie qui ont été publiés, cette enquête aurait été sans doute inutile. Tous les travaux de thérapeutique que je vois publiés de tous côtés (et les miens jusqu'ici sont passibles du même reproche) ne sont pas suivis de travaux indiquant ce que sont devenus les malades au bout de un an, deux ans, cinq ans (je fais exception pour quelques travaux de thérapeutique chirurgicale, surtout à l'étranger). Ceci prouve que nous n'avons pas une préoccupation suffisante de notre *comptabilité* médicale, et peut être que nous ne savons pas continuer à nous intéresser à un sujet d'ordre pratique, lorsque nous en avons abordé d'autres. En ce qui concerne le traitement de l'épithéliome cutané par la radiothérapie, il est certain que l'on trouve partout des faits de guérison — mais il est certain d'autre part que les insuccès et les récidives sont rarement publiés.

Et ceux qui sont publiés dans ces conditions ne permettent pas dès lors de juger la fréquence des échecs en cours de traitement ou après.

Les travaux publiés jusqu'en 1903 ou 1904, même à l'étranger où, il faut le dire à notre honte, la radiothérapie a été étudiée beaucoup plus et beaucoup plus tôt qu'en France ne doivent pas entrer en ligne de compte en ce qui concerne la question des insuccès. Les insuccès sont essentiellement liés à la technique et celle-ci n'est réglée que depuis peu. Si l'on ne fait pas absorber par les tissus malades une quantité suffisante de rayons X, l'insuccès s'explique de lui-même. Si la quantité est suffisante, *on ne doit pas avoir d'insuccès*, on doit détruire tous les tissus malades. La radiothérapie est en effet assez énergique pour permettre de détruire même les tissus sains...

En ce qui concerne la récidive ou la non récidive, on ne peut juger qu'*a priori*. La récidive me paraît devoir être exceptionnelle lorsque la technique a été maniée avec une vigueur suffisante — tellement marquée est l'action élective des rayons X sur les tissus épithéliomateux. Les cicatrices consécutives à la radiothérapie sont extraordinaires par leur netteté — elles donnent en creux, parfois sans aucune rétraction, le moule de l'épithéliome.

Je n'ai pas eu jusqu'ici de récidives dans les épithéliomes *adultes* que j'ai soignés. Mais les guérisons ne remontent qu'à quelques mois. J'en ai eu seulement chez deux malades atteints d'épithéliome hyperkératosique ou perlé. J'ai signalé le caractère plus rebelle de ceux-ci aux rayons X. Attendons avec patience. Mais, si à l'avenir il était démontré que quelques malades soignés par les techniques actuelles (par exemple celle que suivent Brocq et Bissérié, celle que je suis moimême) sont sujets à récidive — et je serais étonné que leur nombre soit considérable — cela prouverait seulement qu'il faut suivre une technique *plus sévère*.

2° *Comparaison de l'ablation et de la radiothérapie dans le traitement de l'épithéliome cutané.*

Le sujet est vaste, difficile, délicat et je ne veux pas le traiter aujourd'hui à fond.

Je dois dire qu'il y a un an, j'étais tellement frappé de la timidité de nombreux dermatologistes en présence de malades atteints de lupus, d'épithéliomes, du danger que présentent dans la pratique les méthodes qu'ils n'ont cessé de préconiser, grâce auxquelles les malades restent indéfiniment des malades, que j'ai cru devoir faire des réserves lorsqu'il a été question de la radiothérapie dans le traitement de l'épithéliome de la peau à la Société de Dermatologie. Dans un livre vraiment remarquable à plusieurs égards que vient de publier le Dr Belot, sur la radiothérapie, l'auteur dit que je n'étais pas à l'origine favorable à la méthode. Dès cette époque (novembre 1903), j'étais préoccupé du scrupule que l'on doit mettre dans l'appréciation de toute nouvelle méthode thérapeutique, et de la nécessité de ne jamais l'étudier indépendamment des méthodes plus anciennes et sans comparaison. Je crois pouvoir rappeler utilement ce que j'ai dit à la société de Dermatologie en réponse à une communication de MM. Brocq, Lenglet, Bissérié et Belot présentant des malades très nettement « *améliorés* » par la radiothérapie.

« L'importante communication de M. Brocq soulève des questions nombreuses, et en fait toutes celles qui peuvent avoir trait à la thérapeutique de l'épithéliome de la peau...

« Avant de recommander une nouvelle méthode de traitement dans l'épithéliome de la peau, nous devons bien nous rappeler qu'il existe déjà un très grand nombre de méthodes, que la plupart sont bonnes, dans la plupart des cas, *à la condition qu'elles soient bien maniées*. C'est là un point essentiel et souvent des dermatologistes voient des épithéliomes qui n'ont pas guéri parce que la méthode employée, bonne aussi, n'a pas été maniée comme il convenait.

« C'est ce qui m'a conduit à penser qu'il convenait dans le traitement des épithéliomes cutanés de réduire le nombre des méthodes, à déclarer que les plus simples sont les meilleures, parce qu'il est plus facile d'en connaître et d'en régler la technique exacte. Peut-être pourrait-on dans cette voie arriver à supprimer la mortalité par épithéliome de la peau qui devrait devenir *nulle* — sauf des cas tout à fait exceptionnels par leur gravité.

« Pour atteindre ce résultat, il convient également de déclarer que *toutes* les méthodes *médicales* peuvent devenir insuffisantes à un moment donné et que le médecin doit recourir à l'ablation, s'il pense que l'épithéliome est arrivé à une phase où il peut envahir le système lymphatique et les ganglions. Si le médecin a simplement un doute sur ce point, il me semble *qu'il doit opérer*.

« Ceci dit, et ces réserves faites, devons-nous admettre la radiothérapie parmi les méthodes du traitement de l'épithéliome ?

« *Je le crois absolument*, après l'expérience que j'en ai déjà faite. Dans beaucoup de cas, elle me paraît avoir une supériorité sur les autres méthodes médicales, réserve faite pour le curetage avec cautérisation du fond. Mais en matière de traitement de l'épithéliome cutané, il ne convient pas de parler d'une manière si générale — et il faut dès maintenant chercher à déterminer dans quels cas, dans quelles formes la radiothérapie est la méthode de choix.

« Au point de vue technique, je crois, comme M. Brocq, qu'il convient de faire des séances longues et d'atteindre l'érythème le plus rapidement possible ».

Je jugeais utile alors de laisser autour de l'épithéliome une bordure

de 2 millimètres pour juger des réactions de la peau saine à la radiothérapie, et permettre de dépasser certainement le point malade.

J'ai présenté récemment à la Société de l'Internat, où viennent en
grand nombre des chirurgiens, deux malades atteints d'épithéliome de
la face. L'un était un homme atteint depuis 15 ou 20 ans d'un lupus
érythémateux et qui présentait sur la joue gauche un épithéliome adulte,
végétant, du volume d'une mandarine, à marche rapide, puisqu'il
datait de six mois environ. L'autre était une femme chez laquelle
l'épithéliome occupait la racine du nez et formait une ulcération qua-
drangulaire de 3 centimètres de diamètre vertical, de quatre de diamètre horizontal, s'étendant d'un œil à l'autre et envahissant déjà la
conjonctive droite. Cette femme atteinte depuis une dizaine d'années
était une victime des caustiques et en particulier de la célèbre méthode de Cerny Trunecek.

Je demandai à quelles conditions ces malades pouvaient être traités
chirurgicalement. On me répondit que chez l'un et chez l'autre l'opération devait être importante, qu'il faudrait chez l'homme enlever une
grande quantité de parties molles, chez la femme faire sauter une
partie du squelette au niveau des régions malades et que la fente oculaire droite serait rétrécie de beaucoup.

Il y avait donc, dans ces deux cas, indication formelle à la radiothérapie.

Les malades paraissent guéris à l'heure actuelle et sont en observation. Les cicatrices sont parfaites, *sans rétraction*.

* *
*

La question des épithéliomes des paupières. — Je viens de parler
d'une malade chez laquelle la conjonctive était déjà atteinte par
l'épithéliome. Celui-ci commençait également à envahir les rebords
des paupières. A la Société de l'Internat où je présentai la malade, le
Dr Rochon-Duvigneaud fit remarquer qu'il serait nécessaire de faire
une autoplastie après la disparition de l'épithéliome. Je le crus aussi.
Mais après le traitement je fus surpris de voir qu'aucune autoplastie
ne serait nécessaire — l'angle interne de l'œil étant à peine déformé,
un peu plus large, seulement, qu'à l'état sain.

Un malade que je viens de soigner grâce à l'obligeance de
M. Abadie m'a montré combien la radiothérapie peut être précieuse
dans les épithéliomes des paupières. Chez ce malade, le néoplasme
occupait l'angle externe et suivait les rebords palpébraux, ne s'étendant à distance que sur la paupière inférieure. En quatre séances,
la guérison paraît complète ; il ne reste aucune trace de l'épithéliome
au niveau de l'angle externe qui est à peine rétracté — il reste seu-

lement un point malade au niveau de la partie moyenne de la paupière inférieure.

L'étude, *en série*, de cas d'épithéliomes des paupières traités par les rayons X montrera, je crois, une supériorité certaine de la radiothérapie sur l'ablation. Quant à sa supériorité sur toutes les autres méthodes jusqu'ici employées, elle est indéniable dans cette forme.

L'étude du traitement radiothérapique des épithéliomes soulève encore de nombreuses questions. Je parlerai un jour ou l'autre de celle des *dangers* de la méthode, de l'accélération qu'elle peut donner au cancer. Sur cette question je crois qu'il convient d'être très réservé et de ne pas effrayer le public et les médecins à la légère. Mais elle mérite d'être étudiée de très près.

Le Mans. — Imprimerie de l'Institut de Bibliographie de Paris. — 1904. — N° 1628.

9 782019 962906